Day 1 (Date:___/___/_____)

TIME	BREAKFAST	CAL	FAT	CARB	PRO
			g	g	g
			g	g	g
			g	g	g
			g	g	g
	SNACK	**CAL**	**FAT**	**CARB**	**PRO**
			g	g	g
			g	g	g
			g	g	g
	LUNCH	**CAL**	**FAT**	**CARB**	**PRO**
			g	g	g
			g	g	g
			g	g	g
			g	g	g
			g	g	g
	SNACK	**CAL**	**FAT**	**CARB**	**PRO**
			g	g	g
			g	g	g
			g	g	g
	DINNER	**CAL**	**FAT**	**CARB**	**PRO**
			g	g	g
			g	g	g
			g	g	g
			g	g	g
			g	g	g
	SNACK	**CAL**	**FAT**	**CARB**	**PRO**
			g	g	g
			g	g	g
			g	g	g

NOTES: TOTALS

WATER (8-12 oz. per serving)

Day 2 (Date:___/___/_____)

TIME	BREAKFAST	CAL	FAT	CARB	PRO
			g	g	g
			g	g	g
			g	g	g
			g	g	g
	SNACK	CAL	FAT	CARB	PRO
			g	g	g
			g	g	g
			g	g	g
	LUNCH	CAL	FAT	CARB	PRO
			g	g	g
			g	g	g
			g	g	g
			g	g	g
			g	g	g
	SNACK	CAL	FAT	CARB	PRO
			g	g	g
			g	g	g
			g	g	g
	DINNER	CAL	FAT	CARB	PRO
			g	g	g
			g	g	g
			g	g	g
			g	g	g
			g	g	g
	SNACK	CAL	FAT	CARB	PRO
			g	g	g
			g	g	g
			g	g	g

NOTES: TOTALS

WATER (8-12 oz. per serving)

Day 3 (Date:___/___/_____)

TIME	BREAKFAST	CAL	FAT	CARB	PRO
			g	g	g
			g	g	g
			g	g	g
			g	g	g
	SNACK	CAL	FAT	CARB	PRO
			g	g	g
			g	g	g
			g	g	g
	LUNCH	CAL	FAT	CARB	PRO
			g	g	g
			g	g	g
			g	g	g
			g	g	g
			g	g	g
	SNACK	CAL	FAT	CARB	PRO
			g	g	g
			g	g	g
			g	g	g
	DINNER	CAL	FAT	CARB	PRO
			g	g	g
			g	g	g
			g	g	g
			g	g	g
			g	g	g
	SNACK	CAL	FAT	CARB	PRO
			g	g	g
			g	g	g
			g	g	g

NOTES: TOTALS

WATER (8-12 oz. per serving)

Day 4 (Date:___/___/_____)

TIME	BREAKFAST	CAL	FAT	CARB	PRO
			g	g	g
			g	g	g
			g	g	g
			g	g	g
	SNACK	CAL	FAT	CARB	PRO
			g	g	g
			g	g	g
			g	g	g
	LUNCH	CAL	FAT	CARB	PRO
			g	g	g
			g	g	g
			g	g	g
			g	g	g
			g	g	g
	SNACK	CAL	FAT	CARB	PRO
			g	g	g
			g	g	g
			g	g	g
	DINNER	CAL	FAT	CARB	PRO
			g	g	g
			g	g	g
			g	g	g
			g	g	g
			g	g	g
	SNACK	CAL	FAT	CARB	PRO
			g	g	g
			g	g	g
			g	g	g

NOTES: TOTALS

WATER (8-12 oz. per serving)

Day 5 (Date:___/___/_____)

TIME	BREAKFAST	CAL	FAT	CARB	PRO
			g	g	g
			g	g	g
			g	g	g
			g	g	g
	SNACK	**CAL**	**FAT**	**CARB**	**PRO**
			g	g	g
			g	g	g
			g	g	g
	LUNCH	**CAL**	**FAT**	**CARB**	**PRO**
			g	g	g
			g	g	g
			g	g	g
			g	g	g
			g	g	g
	SNACK	**CAL**	**FAT**	**CARB**	**PRO**
			g	g	g
			g	g	g
			g	g	g
	DINNER	**CAL**	**FAT**	**CARB**	**PRO**
			g	g	g
			g	g	g
			g	g	g
			g	g	g
			g	g	g
	SNACK	**CAL**	**FAT**	**CARB**	**PRO**
			g	g	g
			g	g	g
			g	g	g

NOTES: TOTALS

WATER (8-12 oz. per serving)

TIME	BREAKFAST	CAL	FAT	CARB	PRO
			g	g	g
			g	g	g
			g	g	g
			g	g	g
	SNACK	CAL	FAT	CARB	PRO
			g	g	g
			g	g	g
			g	g	g
	LUNCH	CAL	FAT	CARB	PRO
			g	g	g
			g	g	g
			g	g	g
			g	g	g
			g	g	g
	SNACK	CAL	FAT	CARB	PRO
			g	g	g
			g	g	g
			g	g	g
	DINNER	CAL	FAT	CARB	PRO
			g	g	g
			g	g	g
			g	g	g
			g	g	g
			g	g	g
	SNACK	CAL	FAT	CARB	PRO
			g	g	g
			g	g	g
			g	g	g

NOTES: TOTALS

WATER (8-12 oz. per serving)

Day 7 (Date:___/___/_____)

TIME	BREAKFAST	CAL	FAT	CARB	PRO
			g	g	g
			g	g	g
			g	g	g
			g	g	g
	SNACK	**CAL**	**FAT**	**CARB**	**PRO**
			g	g	g
			g	g	g
			g	g	g
	LUNCH	**CAL**	**FAT**	**CARB**	**PRO**
			g	g	g
			g	g	g
			g	g	g
			g	g	g
			g	g	g
	SNACK	**CAL**	**FAT**	**CARB**	**PRO**
			g	g	g
			g	g	g
			g	g	g
	DINNER	**CAL**	**FAT**	**CARB**	**PRO**
			g	g	g
			g	g	g
			g	g	g
			g	g	g
			g	g	g
	SNACK	**CAL**	**FAT**	**CARB**	**PRO**
			g	g	g
			g	g	g
			g	g	g
NOTES:	TOTALS				

WATER (8-12 oz. per serving)

TIME	BREAKFAST	CAL	FAT	CARB	PRO
			g	g	g
			g	g	g
			g	g	g
			g	g	g
	SNACK	CAL	FAT	CARB	PRO
			g	g	g
			g	g	g
			g	g	g
	LUNCH	CAL	FAT	CARB	PRO
			g	g	g
			g	g	g
			g	g	g
			g	g	g
			g	g	g
	SNACK	CAL	FAT	CARB	PRO
			g	g	g
			g	g	g
			g	g	g
	DINNER	CAL	FAT	CARB	PRO
			g	g	g
			g	g	g
			g	g	g
			g	g	g
			g	g	g
	SNACK	CAL	FAT	CARB	PRO
			g	g	g
			g	g	g
			g	g	g

NOTES:

TOTALS

WATER (8-12 oz. per serving)

Day 9 (Date:___/___/_____)

TIME	BREAKFAST	CAL	FAT	CARB	PRO
			g	g	g
			g	g	g
			g	g	g
			g	g	g
	SNACK	CAL	FAT	CARB	PRO
			g	g	g
			g	g	g
			g	g	g
	LUNCH	CAL	FAT	CARB	PRO
			g	g	g
			g	g	g
			g	g	g
			g	g	g
			g	g	g
	SNACK	CAL	FAT	CARB	PRO
			g	g	g
			g	g	g
			g	g	g
	DINNER	CAL	FAT	CARB	PRO
			g	g	g
			g	g	g
			g	g	g
			g	g	g
			g	g	g
	SNACK	CAL	FAT	CARB	PRO
			g	g	g
			g	g	g
			g	g	g
NOTES:	TOTALS				

WATER (8-12 oz. per serving)

Day 10 (Date:___/___/_____)

TIME	BREAKFAST	CAL	FAT	CARB	PRO
			g	g	g
			g	g	g
			g	g	g
			g	g	g
	SNACK	CAL	FAT	CARB	PRO
			g	g	g
			g	g	g
			g	g	g
	LUNCH	CAL	FAT	CARB	PRO
			g	g	g
			g	g	g
			g	g	g
			g	g	g
			g	g	g
	SNACK	CAL	FAT	CARB	PRO
			g	g	g
			g	g	g
			g	g	g
	DINNER	CAL	FAT	CARB	PRO
			g	g	g
			g	g	g
			g	g	g
			g	g	g
			g	g	g
	SNACK	CAL	FAT	CARB	PRO
			g	g	g
			g	g	g
			g	g	g

NOTES: TOTALS

WATER (8-12 oz. per serving)

Day 11 (Date:___/___/_____)

TIME	BREAKFAST		CAL	FAT	CARB	PRO
				g	g	g
				g	g	g
				g	g	g
				g	g	g
	SNACK		CAL	FAT	CARB	PRO
				g	g	g
				g	g	g
				g	g	g
	LUNCH		CAL	FAT	CARB	PRO
				g	g	g
				g	g	g
				g	g	g
				g	g	g
				g	g	g
	SNACK		CAL	FAT	CARB	PRO
				g	g	g
				g	g	g
				g	g	g
	DINNER		CAL	FAT	CARB	PRO
				g	g	g
				g	g	g
				g	g	g
				g	g	g
				g	g	g
	SNACK		CAL	FAT	CARB	PRO
				g	g	g
				g	g	g
				g	g	g

NOTES:

TOTALS

WATER (8-12 oz. per serving)

Day 12 (Date:___/___/_____)

TIME	BREAKFAST	CAL	FAT	CARB	PRO
			g	g	g
			g	g	g
			g	g	g
			g	g	g
	SNACK	CAL	FAT	CARB	PRO
			g	g	g
			g	g	g
			g	g	g
	LUNCH	CAL	FAT	CARB	PRO
			g	g	g
			g	g	g
			g	g	g
			g	g	g
			g	g	g
	SNACK	CAL	FAT	CARB	PRO
			g	g	g
			g	g	g
			g	g	g
	DINNER	CAL	FAT	CARB	PRO
			g	g	g
			g	g	g
			g	g	g
			g	g	g
			g	g	g
	SNACK	CAL	FAT	CARB	PRO
			g	g	g
			g	g	g
			g	g	g
NOTES:		TOTALS			

WATER (8-12 oz. per serving)

Day 13 (Date:___/___/_____)

TIME	BREAKFAST	CAL	FAT	CARB	PRO
			g	g	g
			g	g	g
			g	g	g
			g	g	g
	SNACK	CAL	FAT	CARB	PRO
			g	g	g
			g	g	g
			g	g	g
	LUNCH	CAL	FAT	CARB	PRO
			g	g	g
			g	g	g
			g	g	g
			g	g	g
			g	g	g
	SNACK	CAL	FAT	CARB	PRO
			g	g	g
			g	g	g
			g	g	g
	DINNER	CAL	FAT	CARB	PRO
			g	g	g
			g	g	g
			g	g	g
			g	g	g
			g	g	g
	SNACK	CAL	FAT	CARB	PRO
			g	g	g
			g	g	g
			g	g	g

NOTES:

TOTALS

WATER (8-12 oz. per serving)

Day 14 (Date:___/___/_____)

TIME	BREAKFAST	CAL	FAT	CARB	PRO
			g	g	g
			g	g	g
			g	g	g
			g	g	g
	SNACK	CAL	FAT	CARB	PRO
			g	g	g
			g	g	g
			g	g	g
	LUNCH	CAL	FAT	CARB	PRO
			g	g	g
			g	g	g
			g	g	g
			g	g	g
			g	g	g
	SNACK	CAL	FAT	CARB	PRO
			g	g	g
			g	g	g
			g	g	g
	DINNER	CAL	FAT	CARB	PRO
			g	g	g
			g	g	g
			g	g	g
			g	g	g
			g	g	g
	SNACK	CAL	FAT	CARB	PRO
			g	g	g
			g	g	g
			g	g	g

NOTES:

TOTALS

WATER (8-12 oz. per serving)

Day 15 (Date:___/___/_____)

TIME	BREAKFAST	CAL	FAT	CARB	PRO
			g	g	g
			g	g	g
			g	g	g
			g	g	g
	SNACK	CAL	FAT	CARB	PRO
			g	g	g
			g	g	g
			g	g	g
	LUNCH	CAL	FAT	CARB	PRO
			g	g	g
			g	g	g
			g	g	g
			g	g	g
			g	g	g
	SNACK	CAL	FAT	CARB	PRO
			g	g	g
			g	g	g
			g	g	g
	DINNER	CAL	FAT	CARB	PRO
			g	g	g
			g	g	g
			g	g	g
			g	g	g
			g	g	g
	SNACK	CAL	FAT	CARB	PRO
			g	g	g
			g	g	g
			g	g	g
NOTES:	TOTALS				

WATER (8-12 oz. per serving)

Day 16 (Date:___/___/_____)

TIME	BREAKFAST	CAL	FAT	CARB	PRO
			g	g	g
			g	g	g
			g	g	g
			g	g	g
	SNACK	CAL	FAT	CARB	PRO
			g	g	g
			g	g	g
			g	g	g
	LUNCH	CAL	FAT	CARB	PRO
			g	g	g
			g	g	g
			g	g	g
			g	g	g
			g	g	g
	SNACK	CAL	FAT	CARB	PRO
			g	g	g
			g	g	g
			g	g	g
	DINNER	CAL	FAT	CARB	PRO
			g	g	g
			g	g	g
			g	g	g
			g	g	g
			g	g	g
	SNACK	CAL	FAT	CARB	PRO
			g	g	g
			g	g	g
			g	g	g

NOTES: TOTALS

WATER (8-12 oz. per serving)

TIME	BREAKFAST	CAL	FAT	CARB	PRO
			g	g	g
			g	g	g
			g	g	g
			g	g	g
	SNACK	CAL	FAT	CARB	PRO
			g	g	g
			g	g	g
			g	g	g
	LUNCH	CAL	FAT	CARB	PRO
			g	g	g
			g	g	g
			g	g	g
			g	g	g
			g	g	g
	SNACK	CAL	FAT	CARB	PRO
			g	g	g
			g	g	g
			g	g	g
	DINNER	CAL	FAT	CARB	PRO
			g	g	g
			g	g	g
			g	g	g
			g	g	g
			g	g	g
	SNACK	CAL	FAT	CARB	PRO
			g	g	g
			g	g	g
			g	g	g

NOTES: TOTALS

WATER (8-12 oz. per serving)

Day 18 (Date:___/___/_____)

TIME	BREAKFAST	CAL	FAT	CARB	PRO
			g	g	g
			g	g	g
			g	g	g
			g	g	g
	SNACK	CAL	FAT	CARB	PRO
			g	g	g
			g	g	g
			g	g	g
	LUNCH	CAL	FAT	CARB	PRO
			g	g	g
			g	g	g
			g	g	g
			g	g	g
			g	g	g
	SNACK	CAL	FAT	CARB	PRO
			g	g	g
			g	g	g
			g	g	g
	DINNER	CAL	FAT	CARB	PRO
			g	g	g
			g	g	g
			g	g	g
			g	g	g
			g	g	g
	SNACK	CAL	FAT	CARB	PRO
			g	g	g
			g	g	g
			g	g	g

NOTES: TOTALS

WATER (8-12 oz. per serving)

Day 19 (Date:___/___/_____)

TIME	BREAKFAST	CAL	FAT	CARB	PRO
			g	g	g
			g	g	g
			g	g	g
			g	g	g
	SNACK	CAL	FAT	CARB	PRO
			g	g	g
			g	g	g
			g	g	g
	LUNCH	CAL	FAT	CARB	PRO
			g	g	g
			g	g	g
			g	g	g
			g	g	g
			g	g	g
	SNACK	CAL	FAT	CARB	PRO
			g	g	g
			g	g	g
			g	g	g
	DINNER	CAL	FAT	CARB	PRO
			g	g	g
			g	g	g
			g	g	g
			g	g	g
			g	g	g
	SNACK	CAL	FAT	CARB	PRO
			g	g	g
			g	g	g
			g	g	g

NOTES: TOTALS

WATER (8-12 oz. per serving)

Day 20 (Date:___/___/_____)

TIME	BREAKFAST		CAL	FAT	CARB	PRO
				g	g	g
				g	g	g
				g	g	g
				g	g	g
	SNACK		CAL	FAT	CARB	PRO
				g	g	g
				g	g	g
				g	g	g
	LUNCH		CAL	FAT	CARB	PRO
				g	g	g
				g	g	g
				g	g	g
				g	g	g
				g	g	g
	SNACK		CAL	FAT	CARB	PRO
				g	g	g
				g	g	g
				g	g	g
	DINNER		CAL	FAT	CARB	PRO
				g	g	g
				g	g	g
				g	g	g
				g	g	g
				g	g	g
	SNACK		CAL	FAT	CARB	PRO
				g	g	g
				g	g	g
				g	g	g

NOTES: TOTALS

WATER (8-12 oz. per serving)

Day 21 (Date:___/___/_____)

TIME	BREAKFAST	CAL	FAT	CARB	PRO
			g	g	g
			g	g	g
			g	g	g
			g	g	g
	SNACK	CAL	FAT	CARB	PRO
			g	g	g
			g	g	g
			g	g	g
	LUNCH	CAL	FAT	CARB	PRO
			g	g	g
			g	g	g
			g	g	g
			g	g	g
			g	g	g
	SNACK	CAL	FAT	CARB	PRO
			g	g	g
			g	g	g
			g	g	g
	DINNER	CAL	FAT	CARB	PRO
			g	g	g
			g	g	g
			g	g	g
			g	g	g
			g	g	g
	SNACK	CAL	FAT	CARB	PRO
			g	g	g
			g	g	g
			g	g	g

NOTES: TOTALS

WATER (8-12 oz. per serving)

Day 22 (Date:___/___/_____)

TIME	BREAKFAST	CAL	FAT	CARB	PRO
			g	g	g
			g	g	g
			g	g	g
			g	g	g
	SNACK	CAL	FAT	CARB	PRO
			g	g	g
			g	g	g
			g	g	g
	LUNCH	CAL	FAT	CARB	PRO
			g	g	g
			g	g	g
			g	g	g
			g	g	g
			g	g	g
	SNACK	CAL	FAT	CARB	PRO
			g	g	g
			g	g	g
			g	g	g
	DINNER	CAL	FAT	CARB	PRO
			g	g	g
			g	g	g
			g	g	g
			g	g	g
			g	g	g
	SNACK	CAL	FAT	CARB	PRO
			g	g	g
			g	g	g
			g	g	g

NOTES: TOTALS

WATER (8-12 oz. per serving)

Day 23 (Date:___/___/_____)

TIME	BREAKFAST	CAL	FAT	CARB	PRO
			g	g	g
			g	g	g
			g	g	g
			g	g	g
	SNACK	CAL	FAT	CARB	PRO
			g	g	g
			g	g	g
			g	g	g
	LUNCH	CAL	FAT	CARB	PRO
			g	g	g
			g	g	g
			g	g	g
			g	g	g
			g	g	g
	SNACK	CAL	FAT	CARB	PRO
			g	g	g
			g	g	g
			g	g	g
	DINNER	CAL	FAT	CARB	PRO
			g	g	g
			g	g	g
			g	g	g
			g	g	g
			g	g	g
	SNACK	CAL	FAT	CARB	PRO
			g	g	g
			g	g	g
			g	g	g

NOTES: TOTALS

WATER (8-12 oz. per serving)

TIME	BREAKFAST	CAL	FAT	CARB	PRO
			g	g	g
			g	g	g
			g	g	g
			g	g	g
	SNACK	CAL	FAT	CARB	PRO
			g	g	g
			g	g	g
			g	g	g
	LUNCH	CAL	FAT	CARB	PRO
			g	g	g
			g	g	g
			g	g	g
			g	g	g
			g	g	g
	SNACK	CAL	FAT	CARB	PRO
			g	g	g
			g	g	g
			g	g	g
	DINNER	CAL	FAT	CARB	PRO
			g	g	g
			g	g	g
			g	g	g
			g	g	g
			g	g	g
	SNACK	CAL	FAT	CARB	PRO
			g	g	g
			g	g	g
			g	g	g

NOTES: TOTALS

WATER (8-12 oz. per serving)

Day 25 (Date:___/___/_____)

TIME	BREAKFAST	CAL	FAT	CARB	PRO
			g	g	g
			g	g	g
			g	g	g
			g	g	g
	SNACK	CAL	FAT	CARB	PRO
			g	g	g
			g	g	g
			g	g	g
	LUNCH	CAL	FAT	CARB	PRO
			g	g	g
			g	g	g
			g	g	g
			g	g	g
			g	g	g
	SNACK	CAL	FAT	CARB	PRO
			g	g	g
			g	g	g
			g	g	g
	DINNER	CAL	FAT	CARB	PRO
			g	g	g
			g	g	g
			g	g	g
			g	g	g
			g	g	g
	SNACK	CAL	FAT	CARB	PRO
			g	g	g
			g	g	g
			g	g	g

NOTES:

TOTALS

WATER (8-12 oz. per serving)

Day 26 (Date:___/___/_____)

TIME	BREAKFAST	CAL	FAT	CARB	PRO
			g	g	g
			g	g	g
			g	g	g
			g	g	g
	SNACK	CAL	FAT	CARB	PRO
			g	g	g
			g	g	g
			g	g	g
	LUNCH	CAL	FAT	CARB	PRO
			g	g	g
			g	g	g
			g	g	g
			g	g	g
			g	g	g
	SNACK	CAL	FAT	CARB	PRO
			g	g	g
			g	g	g
			g	g	g
	DINNER	CAL	FAT	CARB	PRO
			g	g	g
			g	g	g
			g	g	g
			g	g	g
			g	g	g
	SNACK	CAL	FAT	CARB	PRO
			g	g	g
			g	g	g
			g	g	g

NOTES: TOTALS

WATER (8-12 oz. per serving)

Day 27 (Date:___/___/_____)

TIME	BREAKFAST	CAL	FAT	CARB	PRO
			g	g	g
			g	g	g
			g	g	g
			g	g	g
	SNACK	CAL	FAT	CARB	PRO
			g	g	g
			g	g	g
			g	g	g
	LUNCH	CAL	FAT	CARB	PRO
			g	g	g
			g	g	g
			g	g	g
			g	g	g
			g	g	g
	SNACK	CAL	FAT	CARB	PRO
			g	g	g
			g	g	g
			g	g	g
	DINNER	CAL	FAT	CARB	PRO
			g	g	g
			g	g	g
			g	g	g
			g	g	g
			g	g	g
	SNACK	CAL	FAT	CARB	PRO
			g	g	g
			g	g	g
			g	g	g

NOTES: TOTALS

WATER (8-12 oz. per serving)

TIME	BREAKFAST	CAL	FAT	CARB	PRO
			g	g	g
			g	g	g
			g	g	g
			g	g	g
	SNACK	CAL	FAT	CARB	PRO
			g	g	g
			g	g	g
			g	g	g
	LUNCH	CAL	FAT	CARB	PRO
			g	g	g
			g	g	g
			g	g	g
			g	g	g
			g	g	g
	SNACK	CAL	FAT	CARB	PRO
			g	g	g
			g	g	g
			g	g	g
	DINNER	CAL	FAT	CARB	PRO
			g	g	g
			g	g	g
			g	g	g
			g	g	g
			g	g	g
	SNACK	CAL	FAT	CARB	PRO
			g	g	g
			g	g	g
			g	g	g
NOTES:	TOTALS				

WATER (8-12 oz. per serving)

Day 29 (Date:___/___/_____)

TIME	BREAKFAST	CAL	FAT	CARB	PRO
			g	g	g
			g	g	g
			g	g	g
			g	g	g
	SNACK	CAL	FAT	CARB	PRO
			g	g	g
			g	g	g
			g	g	g
	LUNCH	CAL	FAT	CARB	PRO
			g	g	g
			g	g	g
			g	g	g
			g	g	g
			g	g	g
	SNACK	CAL	FAT	CARB	PRO
			g	g	g
			g	g	g
			g	g	g
	DINNER	CAL	FAT	CARB	PRO
			g	g	g
			g	g	g
			g	g	g
			g	g	g
			g	g	g
	SNACK	CAL	FAT	CARB	PRO
			g	g	g
			g	g	g
			g	g	g

NOTES: TOTALS

WATER (8-12 oz. per serving)

Day 30 (Date:___/___/_____)

TIME	BREAKFAST	CAL	FAT	CARB	PRO
			g	g	g
			g	g	g
			g	g	g
			g	g	g
	SNACK	CAL	FAT	CARB	PRO
			g	g	g
			g	g	g
			g	g	g
	LUNCH	CAL	FAT	CARB	PRO
			g	g	g
			g	g	g
			g	g	g
			g	g	g
			g	g	g
	SNACK	CAL	FAT	CARB	PRO
			g	g	g
			g	g	g
			g	g	g
	DINNER	CAL	FAT	CARB	PRO
			g	g	g
			g	g	g
			g	g	g
			g	g	g
			g	g	g
	SNACK	CAL	FAT	CARB	PRO
			g	g	g
			g	g	g
			g	g	g

NOTES: TOTALS

WATER (8-12 oz. per serving)

NOTES